IL MIO BAMBINO CON LE ALI

Il lutto in gravidanza, durante e dopo il parto

Moreno Federica

Dedicato a mio figlio Moreno

Codice ISBN: 9798467072234
Casa editrice: Independently published

Autore   Moreno Federica

INDICE

A MIO FIGLIO

Morbido pensiero
accarezzi il mio volto
in questa notte senza angeli.
Non uno sguardo
verso quel buio vuoto
cosparso di luccichii.
Ancora esprimo il desiderio
di sognarti,
mio piccolo bambino.
Tra le parole del vento
odo il tuo pianto
e mi addormento nel ricordo
del tuo vivere eterno.

Federica Colarossi
Per Moreno

INTRODUZIONE

Questo libro è dedicato a chi ha subito un lutto durante la gravidanza, durante il parto o dopo la nascita del suo bambino. È indicato anche per chi ha accanto una persona che ha subito questo tipo di lutto, per poter capire quali sentimenti vivono ora nel suo cuore e in quale modo può offrirle supporto.

Una storia personale che condivide quei sentimenti e quella dimensione di dolore che solo chi vive questa esperienza può provare. L'utilità di questo libro sta proprio nella condivisione delle dinamiche e dei pensieri che assalgono i genitori che perdono il loro bambino.

Io, mamma di un angelo volato via durante il parto, dedico questo libro a mio figlio e a te, per augurarti di trovare in esso la vicinanza, la comprensione, la somiglianza di un'esperienza tanto devastante e personale. Per non sentirti sola / solo, per non sentirti sbagliata / sbagliato. Per tenerti la mano in questo terribile viaggio nel dolore.

LA NASCITA

"Eccolo. Auguri!".

Il parto cesareo era al suo momento cruciale.

La dolce dottoressa che mi accarezzava la testa mi fece gli auguri e la mia commozione sorse in un mezzo singhiozzo di felicità. Fu un istante breve ma intenso, fu la nascita felice del mio bambino.

Poi qualcosa bloccò quell'emozione stroncandola alla radice.

Non lo sentii piangere, non sentii la sua voce e un istante dopo lo vidi passare tra le mani dei medici, davanti ai miei occhi. Notai immediatamente il suo colorito spento, poco roseo.

Ma non ci credevo, non volevo credere a quel che stavo vedendo.

"Sta bene?", lo chiesi quasi come fosse una domanda di circostanza. Per me era ovvio che stesse bene ed era ovvio che di lì a qualche istante più tardi lo avrei sentito gridare con i polmoni pieni di vita. Era qualcosa di certo, perché nella mia vita, nei miei 28 anni di esperienza sulla terra, è sempre andato tutto bene.

"Queste cose capitano solo agli altri" è il pensiero che fanno tutti, si, tutti gli altri.

"Si, ora il medico lo controlla" mi rispose una gentile infermiera.

Oggi non ricordo volti, non ricordo occhi, tutto era totalmente surreale da sembrare solo un sogno.

Ero già entrata nella nuova dimensione, uno strano sogno a occhi aperti, ambientato in un mondo dove le percezioni erano flautate, confuse, rallentate.

Mentre alcuni medici commentavano il pietoso stato del mio utero e contenevano i danni del distacco intempestivo di placenta, io guardavo alla mia destra e vedevo la sua testolina con tanti capelli ricci.

Immagino ora quanto potessero essere morbidi, un cucciolo di uomo perfetto, sano, una creazione unica, dolcissima, innocente.

Li osservavo mentre erano tutti intorno a lui. Affianco a me non c'era più nessuno e io non potevo avvicinarmi a lui, non potevo assistere a cosa accadeva se non da quella scomoda e lontana posizione.

"Poverino, speriamo che ce la faccia".

Una dottoressa commentò con la collega affacciandosi verso di me, guardandomi di sfuggita con l'intento di capire se fossi cosciente di quel che stava succedendo.

Sono stati 40 minuti di tentativi di rianimazione, sono stati 40 minuti lunghi quanto una vita, la mia, la sua, quella del suo papà che ancora ignaro attendeva a pochi metri da noi, fuori dalla porta, ancora nella realtà felice dell'attesa di un figlio vivo e sano, amato e desiderato come il nostro Moreno.

Non ho urlato. Perchè non ho urlato? Ho cercato di fare ciò che di meglio potevo per agevolarli, stando più attenta possibile a quel che facevano, a come lo assistevano, in attesa ogni secondo di sentire quel vagito che immaginavo e attendevo da 9 mesi.

Attendevo e stavo zitta e puntata verso di loro, non urlavo, non parlavo, non fiatavo e non piangevo perché avevo in mente solo due strategie utili per quel momento: Lasciargli fare il loro lavoro senza distrarli, e immaginare nell'attesa il suo pianto, la sua vita.

Quanta fiducia avevo ancora nella sanità, quanta ingenuità da ragazzina fortunata.

Loro erano davvero molto impegnati e avevo fiducia nel loro lavoro e nella mia buona fortuna.

Contemporaneamente all'attesa e all'attenzione verso quel tavolo, mi sentivo presente dentro la mia mente, come se fossi dentro la mia testa, faccia a faccia con la voce del mio conscio che diceva "Ok, adesso si sveglia!" "Ok, adesso!" "No. Perchè non funziona? Quanto ci vuole?".

Quando si è presenti nel Qui ed Ora in una situazione del genere, il tempo rallenta fino a fermarsi, e così è stato in quei 40 minuti di sospensione dalla vita.

Non avevo modo di agire, di aiutare, di ridare la vita al mio bambino.

Ho chiuso gli occhi allora e lo ho immaginato svegliarsi in un pianto assordante, ho provato ancora, ancora, ancora mentre con le orecchie ascoltavo i progressi della situazione nella realtà.

"Niente. Perchè non si sveglia?", "Ok, adesso però basta. Adesso si sveglia!", "Queste cose succedono solo agli altri, a me di sicuro no. Mi è sempre andato tutto bene nella vita".

Ma il tempo passava, tanto lentamente, e passava tanto da stupirmi nel vedere che ancora continuavano nel tentativo di rianimarlo. Ma non funzionava nulla. La speranza, l'immaginazione, il lasciarli lavorare senza disturbarli con una sola parola, non funzionava nulla. Quando i medici si sono arresi io non potevo credere di essere entrata in quella dimensione. Non era vero. Era solo un sogno, di quei sogni che quando ti svegli e realizzi di essere nel tuo letto tiri un sospiro di sollievo che scioglie tutta la tensione del corpo.

Una dottoressa si avvicinò a me, "Mi dispiace, non ce l'ha fatta".

Ho ascoltato e forse addirittura annuito come per dire che lo avevo capito, avevo assistito a quell' incubo con tutta me stessa, anche se non lo accettavo, non ero d'accordo, secondo me non era ancora detta l' ultima parola.

"Lo vuoi vedere?", ho annuito di nuovo, ma dentro di me con un po' di arroganza ho esclamato "Certo che lo voglio vedere!", l'arroganza di una madre che SI, vuole vedere suo figlio vivo, morto, nella realtà, nel sogno, ovunque.

Perchè a quel punto non era più la vecchia realtà, non lo sapevo ancora cosa era, non lo sapevo più.

Me lo hanno portato un attimo davanti al viso. Ricordo che era bellissimo, ma non ricordo di aver osservato bene il suo viso nel dettaglio perché è sorto in me un nuovo sentimento in quel momento, la negazione del presente. Attaccarmi a lui in quel momento sarebbe stato un accettare la sua morte. No, non potevo accettarla. Per me era solo un terribile sogno.

Il suo papà lo ha preso in braccio, abbiamo pianto insieme e con lui ho avuto il coraggio di toccarlo. Un piccolo contatto che speravo non potesse farmi ancora più male.

La sera, nella camera del nostro reparto, sentivo che lui si sentiva solo, era solo, in sala preoperatoria, nella culletta, nudo, coperto con un asciugamano.

Ma non mi arrendevo. Ero coricata nel mio letto, ancora con mezzo busto e gambe addormentati, in un incubo senza sosta, ma non mi arrendevo.

Non era possibile che quel finale fosse reale.

Immaginavo ancora che i medici sarebbero entrati nella stanza da un momento all'altro gridando al miracolo, perché Moreno era vivo, si erano sbagliati, lo avevano trovato nella culletta piangente e vitale.

Non avevo le forze per scendere in obitorio, i giorni dopo. Avevo perso troppo sangue e le conseguenze, insieme alla disperazione continua, non mi davano tregua neanche nell'andare un attimo in bagno.

Il suo papà andava da lui più volte ogni giorno, lo ha vestito, coccolato, osservato e questa è la cosa più dolce e dolorosa che ho nel cuore di quei giorni in ospedale. Era uno strazio vedere la sua sofferenza al rientro dai loro incontri.

Cosa stava succedendo?

Non poteva essere vero tutto questo.

La mia strategia per fuggire dalla realtà e risolvere l'irrisolvibile allora era diventata addormentarmi con l'intenzione di svegliarmi nel letto di casa, ancora con il pancione e il mio tesoro che scalciava come un matto.

Quanto lo cercavo e coccolavo il mio piccolo nel pancione, in quei 9 mesi. Ero sempre a pancia scoperta per godermi la vista del passaggio di una gambina o un braccino. Era una forza della natura il mio piccolo, sempre attivo e fortissimo.

Durante la gravidanza non mi fermavo mai, ero sempre in giro e lui si godeva probabilmente tutti i miei movimenti che lo cullavano, e la voce mia, del suo papà, della sua sorellina che all'epoca della sua nascita aveva un anno e mezzo.

La sua sorellina, insieme ai nonni materni e paterni, venivano a trovarci in ospedale i giorni dopo la disgrazia. Io facevo finta di distrarmi, facevo finta di essere calma e tranquilla, davanti a loro, davanti alle infermiere che tentavano di farmi focalizzare su qualcosa di positivo chiedendomi quanti anni avesse la mia prima bimba e osservando quanto fosse dolce.

Ma sotto quella finta attenzione io non c'ero, ero altrove, ero nell'illusorio mondo nel quale Moreno poteva ancora tornare.

Non mi arrendevo, non potevo farlo, a costo di sembrare pazza, o di diventarlo.

Ma la mattina mi svegliavo sempre lì.

Più il tempo passava, più mi sembrava che quell'evento si fissasse nella realtà e meno possibilità vedevo di svegliarmi dall'incubo o di vivere un miracolo.

Ormai sembrava tutto inutile.

Era successo davvero.

Sentivo la sua presenza in obitorio, sentivo la sua sensazione di freddo, di solitudine.

Per fortuna il suo papà poteva tenergli compagnia, poteva amarlo in quegli ultimi giorni di vicinanza terrena, prima che la sua anima si espandesse nell' infinito intorno a noi.

IL RIENTRO A CASA

La vigilia di natale, il 24 dicembre notte, siamo usciti dall'ospedale.

Pioveva e ogni passo, ogni piccola imperfezione della strada, portavano un dolore lancinante in più.

Arrivati a casa, una volta aperta la porta, erano lì, sul tavolo davanti a noi, pile di pannolini per neonati comprati il giorno prima del parto, ancora da sistemare nella camera.

Non ricordo il momento in cui, i giorni dopo, li ho conservati. Forse ero assente con la mente, forse li ha conservati il mio compagno.

Era notte quando rientrammo e tutte le tapparelle erano chiuse da 4 giorni.

Quel buio era diverso dal solito però.

La nuova dimensione cupa e surreale si stava stabilizzando nella nostra casa, un tempo luminosa e piena di gioia.

È inutile dire che quella notte dormimmo ben poco. Inoltre, senza gli antidolorifici che mi somministravano in ospedale nella flebo, era difficile trovare pace senza dolori anche seduta e sdraiata.

IL SEPPELLIMENTO

Così, nell'attesa di avere la possibilità di muovermi e uscire di casa, il tempo è passato lentamente e solo il 31 dicembre, anziché salutare il vecchio anno, abbiamo portato il nostro angelo al cimitero.

Por fortuna la sua piccola sorellina alle 15:00 dormiva in braccio alla nonna, mentre seppellivano davanti a noi la piccola bara bianca. È una fortuna che dormisse, perché non è stato giusto per noi e non sarebbe stato giusto per lei conservare nella sua mente il ricordo della vista di un evento tanto innaturale come la morte di un fratellino. Era il suo fratellino.

Qualche giorno dopo, quando le forze me
lo permisero, ricominciai a prendermi
cura della mia prima bimba, che dopo il
periodo passato dai nonni, tornò a casa
nostra.

Non ho avuto il coraggio di togliere dalla
cassettiera i vestitini di Moreno e
conservarli, per qualche mese, anche se
a volte aprivo quel cassetto di qualche
centimetro.

PRIMA DELL'INCUBO

Ero davvero impaziente di conoscere il piccolo Moreno. Quando la nostra bimba aveva 8 mesi, decidemmo di fare un altro dono alla nostra famiglia, un'altra creatura da amare per mamma e papà e un fratellino col quale crescere e giocare per la nostra piccola.

Così il mese dopo, il test era positivo già giorni prima del ritardo mestruale.

Preparai allora un biglietto con gli auguri per il futuro bis-papà e al suo rientro dal lavoro, la sera, insieme alla nostra bimba glielo diedi.

Fu una splendida notizia per tutti noi.

La gravidanza procedette in modo a dir poco stupendo, proprio come quella della sua sorellina.

Le nausee erano leggere e dopo i primi 3 mesi sparirono del tutto.

Non ebbi mai una contrazione, mai un dolore. Quel che mi ha accompagnato per 9 lunghi mesi son stati la gioia, l'energia e la curiosità di conoscere il nuovo membro della nostra famiglia.

Quasiasi dei due sessi sarebbe stato ben accetto, ma ad un certo punto desiderai e sperai di avere un maschietto, e fui davvero felice quando l'ecografia confermò che avremmo avuto un piccolo ometto.

Ogni giorno vagliavamo tanti nomi maschili, senza mai trovarci entrambi pienamente soddisfatti di quelli proposti.

Poi, all'ottavo mese, trovammo il nome giusto: Moreno.

Lo immaginavamo un bambino bello, forte, con i capelli neri ricci e con gli occhi verdi.

Moreno era il nome adatto a lui, che già nel pancione dava segno di essere una forza della natura, con movimenti forti e decisi.

Ormai mancava poco al nostro incontro. Si avvicinava la fine del nono mese.

Preparare la robina per lui è stato meraviglioso. Fare quelle lavatrici, stirare ogni tutina, body, calzino, e sentire quanto potesse essere tenera una taglia così piccola di vestiti.

Passavo i pomeriggi e le sere, quando la bimba dormiva, a organizzare e sistemare quelle cosine, pronte ormai per un vicino utilizzo.

La mattina del 20 dicembre finalmente mi svegliai con delle contrazioni. Era già successo circa 5 giorni prima ma con una doccia calda si erano fermate e avevo tristemente constatato che non era quello il magico giorno della sua nascita.

Questa volta però la doccia calda non sortì effetti, così guardammo fuori dalla finestra e quel che pensai vedendo splendere il sole fu "è proprio un bel giorno per nascere!".

Andammo in ospedale in auto e ogni contrazione si faceva più dolorosa, fino a concentrare il dolore sotto il pancione in uno stato continuo, e questo fatto iniziava ad allarmarmi.

Eravamo felici però, perché di lì a poco il nostro bimbo sarebbe stato tra le nostre braccia e qualsiasi problema fosse sorto, in ospedale mi avrebbero assistito. O almeno, questo è quel che pensavamo.

IN OSPEDALE

Arrivammo in ospedale verso le 11:00 del mattino. Lì fuori passava una vicina di casa, "Ciao! Andiamo a conoscere il nostro bebè" le dissi. Ero davvero euforica.

Pensavo che Moreno fosse proprio un bambino fortunato, perché essendo il secondo figlio a un anno e mezzo di distanza dalla sua sorellina, mi avrebbe trovato preparata al parto naturale, in quanto conoscevo le sue dinamiche avendolo vissuto già per la prima piccola. E dopo la nascita sarei stata già sicura di me nel prendermi cura di lui, avendo già avuto esperienza con la sua sorellina.

Eccoci finalmente in ospedale allora, nel reparto di ostetricia della nostra piccola città.

All' inizio della gravidanza avevo preso in considerazione di partorire in un grande ospedale a 70 Km da casa, ma le persone intorno a me non facevano altro che dirmi che il secondo figlio nasce in fretta, che ogni ospedale vale l'altro. Luoghi comuni. In realtà questa volta la scelta sbagliata è valsa la vita di mio figlio.

Quanto mi sono rimproverata per non aver mantenuto il pensiero e la decisione di partorire in un altro ospedale.

Ma la verità è che davvero non potevo immaginare che gli eventi si sarebbero susseguiti in un modo tanto assurdo da portarci a perdere il nostro piccolo.

Nel reparto di ostetricia ci ha accolto subito una dottoressa. Prime visite e poi ricovero in una stanza, attaccata al macchinario per il tracciato cardiotocografico.

I primi tracciati non erano preoccupanti, la gioia era ancora con noi nonostante io lamentassi un dolore che definivo "strano e continuo", ma non ancora insopportabile.

Ogni gravidanza è diversa, dicono. Ogni parto è diverso, dicono. Anche ogni travaglio e dolore son diversi? Forse.

Io e il mio compagno chiedevamo spiegazioni riguardo lo strano e costante dolore che avevo e ci veniva detto che andava tutto bene, che forse avevo una piccola infezione alla vescica, che forse mi ero semplicemente stancata i giorni prima, che forse avevo l'utero molto basso. Tante spiegazioni diverse per lo stesso strano sintomo. Tanti "forse" buttati lì a caso in un momento tanto importante.

La fiducia ci ha reso davvero ciechi. Ora lo so.

Il tempo passava e il dolore si faceva sempre più intenso, tanto da farmi gridare quando l'ostetrica provava a muovere il pancione per svegliare il mio piccolo, che NO, non stava dormendo sereno, ma lottando per resistere alla riduzione di ossigeno dovuta al distacco di placenta in corso.

"Potete farmi il cesareo? Il dolore è insopportabile e io non ce la faccio più!", dopo ore la dilatazione infatti era quasi assente e io ormai a malapena riuscivo a fare qualche passo per quanto forte era diventato quel dolore.

"Non c'è bisogno del cesareo. Ora dici così perché hai paura, ma pensa che se vuoi una famiglia numerosa devi aspettare 2 anni dopo il cesareo per fare un altro figlio". Non che il suo discorso mi avesse convinto, ma le sue parole sulla non necessità dell'intervento cesareo mi avevano tranquillizzata ancora una volta. Pensai di essere semplicemente esagerata e capricciosa. Era vero, il nostro iniziale progetto di famiglia prevedeva più figli di età vicina, perché la mia esperienza d'infanzia con due fratelli poco più grandi di me e l'esperienza del mio compagno con un fratello poco più piccolo, sono state meravigliose. Avremmo voluto proporre un'infanzia felice e ricca della compagnia di fratelli e sorelle anche ai nostri bimbi.

Ma oggi, a 6 anni di distanza da quel maledetto 20 dicembre, vediamo la nostra primogenita sola, senza compagni di gioco e di vita in casa. Nulla le regalerà l' esperienza di avere accanto a sé suo fratellino, di averlo vicino durante il giorno, di giocare e litigare con lui, di crescere con un compagno che ci sarà sempre.

In ospedale le ore passavano, i tracciati diventavano strani anche agli occhi di due ignoranti in materia come noi, e le domande del mio compagno continuavano a cercare aiuto in questa emergenza taciuta.

"È normale questo tracciato? Sicuri che va tutto bene?" chiedeva lui, ma la risposta era sempre rassicurante.

Intanto arrivarono le 21:00 circa.

Era tardi, ma il tempo sembrava volare lì dentro in questa giornata di strano travaglio. Ci ritrovammo ad un certo punto soli in camera, ormai a fine giornata, in attesa di niente.

Il dolore mi fece davvero supplicare aiuto a quel punto, perché non avevo più forze.

"Chiama qualcuno", Cosa gli dico?", "Digli che io non ce la faccio davvero più".

Il mio compagno tornò con la ginecologa. Mi visitò e io urlai e scoppiai a piangere perché non riuscivo più nemmeno a salire sul lettino per la visita.

Entrai davvero in crisi e iniziai a tremare forte.

"Signora, facciamo il cesareo", "Il bambino sta bene?" chiedemmo noi. E ancora ci tranquillizzarono, il bambino stava bene.

Con la sedia a rotelle mi portarono in sala travaglio e mi prepararono al cesareo.

Tremavo, ero forse sotto shock e mi lamentavo perché ogni minimo movimento aumentava quello strano dolore a livelli insopportabili.

"Federica, lo vuoi accogliere bene questo bambino?", mi disse più volte l'ostetrica, tanto che mi sentii in colpa ad un certo punto e mi giustificai "Mi dispiace, lo so che mi sto lamentando ma mi fa davvero troppo male sotto il pancione".

Il sala preoperatoria ad un certo punto un rumore forte dentro il pancione fece accadere qualcosa di stranissimo. Il dolore e il forte tremore si bloccarono in un istante, sparirono, tanto che mi sedetti sul lettino come non riuscivo a fare ormai da tante ore di dolori.

"È successo qualcosa dentro la pancia. Ho sentito un rumore, un movimento forte e i dolori sono finiti. È come se non fossi più incinta".

Ancora una volta mi dissero che andava tutto bene, che erano cose che capitavano. Mi fecero un breve tracciato con un macchinario presente nella sala travaglio accanto e dissero che era tutto a posto.

Intanto il dolore e il tremore tornarono forti al livello precedente, e prima di entrare in sala operatoria sentii ancora una volta quel rumore nel pancione.

Era la placenta che si staccava? Erano gli ultimi calci del mio bambino ormai esausto e alla fine della sua lotta? Era la rottura delle acque che aveva così diminuito la pressione dell'ematoma retroplacentare eliminando per qualche istante quello strano dolore? Non saprò mai cosa accadde esattamente in quegli istanti in sala preoperatoria, ma ormai mi avevano portato in sala operatoria e finalmente mi stavano assistendo davvero. Moreno era vivo e stava bene, lo avevano ripetuto fino a un attimo prima di operarmi, anche durante l'ultimo brevissimo tracciato fatto a distanza, e io ci avevo creduto. Io ci credevo.

"Come lo chiamate questo bel bimbo?", "Moreno", "Che bel nome! Complimenti". Stavano preparando i braccialetti. Io sorrisi orgogliosa del bellissimo nome che avevamo scelto per il nostro piccolo.

L'operazione proseguì con molta calma, e a quel punto ero finalmente serena e tranquilla, perché l'anestesia aveva fermato il dolore e il tremore, e loro sapevano che Moreno stava bene, lo avevano detto e ripetuto in tutte quelle 11 lunghe ore di attesa in ospedale. Alle 22:30 nacque.

"Eccolo. Auguri!".

LA SENSIBILITÀ DELLE PERSONE

Con il passare del tempo io e il mio compagno abbiamo imparato che esistono due diverse categorie di persone: Quelle che sono in grado di immaginare lontanamente il dolore per la perdita di un figlio e quelle che lo accomunano al perdere uno stupido portafogli in strada, senza soldi e documenti al suo interno, vecchio e pure rotto.

Insomma, persone sensibili e persone..che non lo sono.

Ricordo che un giorno ero a casa con la bimba, che dormiva, erano passati 4 mesi dalla morte di Moreno, e mi ricordai che una conoscente aveva la data presunta del parto esattamente in quei giorni. Conosceva bene il momento doloroso nel quale mi trovavo, poiché avevamo già parlato di quanto era accaduto a mio figlio.

Le scrissi un messaggio "Ciao, come stai? Sei vicina alla data del parto, vero?". In risposta non mi mandò alcuno scritto, ma direttamente la foto della sua bambina appena nata, un bel primo piano a poche ore dalla nascita. Rimasi innanzitutto sconvolta in quanto non mi aspettavo affatto un messaggio così poco delicato, scoppiai a piangere e a chiedere ancora "perchè" mi fosse accaduta una cosa tanto atroce, perché il mio bambino non c'era più.

Carrozzine, neonati e loro foto erano banditi dalla mia vista. Lo sono stati per almeno 3 anni da quel giorno e ancora oggi a seconda della situazione fanno risalire forte quel dolore che vive nello sfondo della mia vita da 6 anni.

I primi anni era praticamente impossibile per me vedere dei bebè, perché la mia reazione emotiva era uno scoppiare dentro che non si può descrivere. Mi veniva voglia di scappare. Tu, mamma o papà speciale che leggi queste righe, puoi capire e sentire questa assurda e innaturale sensazione. Un'altra perla di sensibilità arrivò da una persona che mi chiamò al telefono dopo circa 3 mesi dalla disgrazia.

"Ciao Fede, come stai? L'hai superato? Eh, l'importante è che l'abbia superato", non riuscii neanche a rispondere alle sue domande. Forse per imbarazzo o non so per quali altri motivi, parlò solo lei, fece un monologo e si rispose da sola che.. si, lo avevo superato.

Si può superare il lutto per la morte di un figlio? No. In questi anni ho conosciuto persone che hanno perso i loro bambini 20 o 30 anni fa e ancora oggi li piangono come il primo giorno. È qualcosa di innaturale che non si può superare. Si impara a convivere con questa mancanza, con questo amore disperso nello spazio infinito del nostro cuore, ma non si supera. La morte di un figlio non si risolve e non si supera. Ci si convive e basta.

Circa quattro anni dopo il tragico giorno, ci trovavamo in pizzeria al compleanno di una nostra cara amica. Ed eccola, una ragazza al nono mese di gravidanza era tra gli invitati, seduta al nostro tavolo. Io e il mio compagno ci facemmo coraggio e le raccontammo la storia del nostro Moreno. Capitava che ne parlassimo con le donne gravide, per metterle in guarda da eventuali dolori e situazioni che potevano essere sottovalutati.

La domanda che ci fece questa ragazza al termine del nostro racconto ci spiazzò.

"Certo, ci siete rimasti un po' male, vero?", persino la sua espressione era serena e poco empatica. Al contrario, suo marito accanto a lei rispose con un' espressione di rabbia verso una tale ingiusta morte e ci guardava con uno sguardo commosso e bagnato da lacrime trattenute.

Sia chiaro che nonostante mi sconvolgano alcune reazioni prive di empatia, non condanno chi le ha come se fosse una persona cattiva o stupida. Al contrario, penso che si tratti di ingenuità, di una mancanza di consapevolezza ed esperienza del lutto, la qual cosa è positiva per loro.

Tra il sapere e il non sapere quale esperienza sia perdere un figlio, auguro a chiunque di rimanere nell' ignoranza più totale e di vivere la vicinanza dei propri cari senza mai conoscere un dramma tanto grande e senza sviluppare un'empatia da consapevolezza di quale sofferenza sia questa.

Mi ha però davvero stupito notare quale enorme differenza ci sia tra queste due categorie di persone.

MA I PAPÀ?

Quando si parla di lutto perinatale o della perdita di un figlio di qualsiasi età, si considera sempre in primo luogo la sofferenza della mamma.

La figura materna è sicuramente percepita dalla società come maggiormente importante per il bambino, ma una cosa che non capirò mai è il motivo per cui a volte i papà vengono esclusi addirittura dal lutto.

"Stalle vicino eh". Ma se lui deve stare vicino a me, chi starà vicino a lui?

Certo, è una vicinanza reciproca in questo grande dolore condiviso, ma il modo che molte persone hanno di rivolgersi ai genitori speciali, lascia intuire una considerazione molto minore verso la sofferenza dei papà.

Sicuramente ogni persona, di qualsiasi sesso, vive il lutto in modo diverso, come ogni situazione della vita, ma quel che ho visto io nel papà dei miei bambini, è una sofferenza senza confini tale e quale alla mia.

Moreno è mio figlio, Moreno è suo figlio, Moreno è nostro figlio e lo amiamo entrambi con la stessa intensità.

Se il modo di esprimere questo dolore da parte del tuo compagno ti è poco comprensibile, tu mamma speciale che leggi queste parole, considera non il suo modo di viverlo, ma l'entità del dolore che prova anche lui per la vostra perdita, che è uguale alla tua.

A volte un trauma tanto grande può avvicinare o allontanare due genitori.

Parlarne è importante, fondamentale. Dai una possibilità al vostro amore di incontrarsi nel mezzo del lutto, proprio dove ti può sembrare che si stia perdendo.

UNA VITA PARALLELA

Dal giorno in cui un figlio diventa un angelo, la vita si sdoppia.

Una parte è quella reale nella quale lui è morto ad una certa età e non può crescere e vivere, l'altra parte è invece la vita del "SE" lui fosse vivo ora.

E così Moreno da quella sera vicina al natale, ha iniziato a crescere in quella dimensione mentale parallela.

Durante i primi anni del lutto era per me impossibile sopportare emotivamente la vista di neonati, ma non solo. Questo trauma accompagnava anche la vista dei bambini che in diversi periodi avrebbero avuto la stessa età di Moreno.

Così, ancora oggi, ogni volta che incontriamo un bambino di 6 anni, la nostra espressione si fa triste e ci diciamo che Moreno oggi sarebbe stato così grande.

E quante volte, guardando un fratellino e una sorellina giocare insieme diciamo "Moreno e la sua sorellina avrebbero giocato così". È ancora oggi straziante vivere con una parte del cuore nella vita del "SE".

I primi anni, inoltre, nel nostro pensiero si facevano avanti i suoi progressi di crescita.

"Ora avrebbe 8 mesi e gattonerebbe felice per casa", "Adesso gli avremmo tenuto le manine per imparare a camminare".

È una ferita che si riapre continuamente nel pensiero di cosa sarebbe dovuto essere. E non può rimarginarsi mai, perché come ho scritto più su, anche la mamma e il papà speciale di un bimbo morto 30 anni fa continueranno a pensare "Oggi mio figlio avrebbe 30 anni, forse avrebbe una famiglia sua, forse sarei diventata nonna/o dei suoi piccoli, ecc". È una vita parallela che va avanti e che probabilmente è destinata a non finire mai per un genitore, perché è innaturale che finisca prima la vita di un figlio.

È contro natura sopravvivere a un figlio.

ERRORI

"È stato un errore non avergli fatto neanche una foto", "Oggi mi pento di aver detto che non lo volevo vedere, ogni giorno mi chiedo com' era il suo visino", "Avrei voluto passare del tempo con lui, ma in quel momento non ne capivo l'importanza".

Sono gli errori che i genitori speciali e i sanitari fanno. Non si può porre rimedio dopo, e così nasce il senso di colpa e di impotenza che fa pesare ancor di più il trauma e il dolore sull' anima, per tutta la vita.

Sono errori che si possono evitare con la giusta conoscenza delle dinamiche di questo tipo di lutto.

Le foto che il papà di Moreno gli ha scattato, sono oggi la cosa più preziosa che abbiamo del nostro piccolo angelo. Se lui non avesse avuto la consapevolezza e lucidità per fargliele, oggi per me sarebbe davvero terribile il fatto di non avere un'immagine del suo dolcissimo visino, del suo corpo da neonato perfetto, della sua tenera espressione da innocente creaturina. L'errore che ho commesso io personalmente è stato quello di non coccolarlo e non osservarlo a fondo, per paura di stabilire un legame ancora più forte e non riuscire poi a lasciar andare il suo corpo. Oggi però mi pento di questo, perché pur se sarebbe stato un atto terribilmente doloroso, lo avrei portato nel cuore per sempre come saluto fisico al mio bambino.

Avrei dovuto passare inoltre del tempo con lui, oltre ai pochi minuti successivi alla nascita.

Ogni ospedale dovrebbe aggiornare il proprio piano di azione nell' affrontare il lutto neonatale.

Si dovrebbe promuovere e incoraggiare lo scatto di fotografie, il trascorrere del tempo con il piccolo in stanza, il creare il calco o l'impronta di manine e piedini.

Persino quando un bambino nasce con una patologia o con deformità, alcuni medici consigliano ai genitori di non vedere il loro piccolo nato senza vita. Trovo che un consiglio del genere possa portare un vuoto nel cuore dei genitori che nulla potrà poi colmare.

Un figlio è sempre un figlio amato nella sua interezza ed è diritto di ogni genitore poterlo vedere e ricordare in qualsiasi stato esso sia.

Il nostro bambino Moreno ha uno spazio tutto suo nel cimitero dei bambini della nostra città. È importantissimo dare una collocazione al corpo del proprio piccolo, nonostante la sua anima sia indubbiamente non confinata solo a quel luogo.

Un errore che sento invece urlare ad alcuni genitori speciali è quello di non sapere dove sia finito il corpo del loro piccolo, in quanto in alcuni casi, ad alcune epoche gestazionali, è l'ospedale stesso ad occuparsi della sepoltura dei piccoli nati senza vita.

Questi qui descritti e tanti altri errori in relazione al lutto perinatale si possono evitare con l'informazione, ragion per cui ho deciso di scrivere questo libro e condividerlo. È importante inoltre l'aggiornamento dei sanitari che lavorano negli ospedali e che vengono a contatto con queste situazioni. Finchè questo non avverrà, si compiranno ancora molti, troppi errori simili a quelli sopra descritti.

LA CULLA DEL SUO CORPO

Personalmente ho vissuto diverse fasi di relazione con il cimitero.

Per alcuni mesi non ho avuto il coraggio di andare nel luogo nel quale hanno seppellito il corpicino del mio bambino, perché NO, non accettavo fosse morto.

Probabilmente la paura e la rabbia che mi tenevano lontane dal cimitero erano legate saldamente al mio folle pensiero di poter avere ancora il mio piccolo, al risveglio da un lungo incubo notturno.

Una volta passata questa fase e trovato il coraggio di superare quel cancello, ho scoperto che nella calma di quel parco degli angeli potevo rivolgermi a lui dando una collocazione alla sua presenza, anche se ritengo che la sua anima sia libera nel mondo e sempre accanto a noi in qualsiasi luogo.

Per qualche mese, allora, ho amato andare a trovarlo ogni volta che potevo, per potergli rivolgere un pensiero diretto come si fa con chi è fisicamente di fronte a noi.

Gli ho chiesto scusa, glielo chiedo sempre, anche dopo 6 anni, perché le mie scelte e l'ingenuità di quel giorno hanno contribuito a creare un evento tanto assurdo e ingiusto.

Dopo qualche tempo però, di nuovo le visite al cimitero si sono fatte più rare a causa di un trasferimento fuori città e di impegni vari.

Allora è subentrata di nuovo la paura del dolore, e per un altro lungo periodo ho visto quel luogo lontano e pericoloso per il mio cuore.

Ho potuto constatare che alcuni genitori speciali vivono il rapporto con il cimitero in un modo molto famigliare, come se la tomba del proprio piccolo fosse effettivamente il luogo fisico dove porgli regali e pensieri in forma di oggetti.

Ancora una volta, ho evitato nel mio caso specifico, almeno fino ad adesso, di portare doni e addobbi al mio bambino sulla sua tomba, per arginare la sofferenza che temo possa scaturirne. Ammiro invece le mamme e i papà che riescono a vivere questa relazione con la tomba del loro angelo come fosse realmente la sua culla portandogli giochi e pupazzi.

Dopo 6 anni ho trovato però la forza per colorare i sassi della tomba di Moreno e un giorno forse glieli porterò, in modo da rendere più luminoso quel luogo, per lui, che con gli occhi dello spirito può sicuramente vedere e sentire quel che accade intorno.

LA GRAVIDANZA DOPO IL LUTTO:
I BAMBINI ARCOBALENO

Alcune mamme speciali desiderano trovare un po' di pace cercando di avere un fratellino o una sorellina del proprio angelo, per rinascere con lui/lei, pur mantenendo intatti il dolore e la mancanza del piccolo volato via.

Li chiamano bambini arcobaleno, perché rappresentano l'arcobaleno nato dopo la pioggia.

Altre mamme speciali non hanno invece la forza fisica e psicologica per affrontare un altro percorso di nascita.

Quando Moreno è diventato un bambino con le ali, il pensiero di dar vita ad un altro piccolo non faceva ovviamente parte di me, visto anche che non accettavo che la disgrazia fosse avvenuta realmente. Dopo due anni, invece, hanno iniziato a coesistere in me sensazioni contrastanti. Da un lato c' era il pensiero di quanto potesse essere bella l'idea di un altro piccolo, dall' altro lato c'era però la grande paura di trovarmi a considerare quel bimbo come il ritorno di Moreno, il quale non poteva essere. Il senso di colpa per il non aver saputo dare una possibilità di vita al mio angelo e veder poi nascere il suo fratellino, mi hanno scoraggiato dal cercare attivamente una gravidanza dopo il lutto.

Avevo paura che ogni movimento nel pancione mi ricordasse lui e che la nascita potesse essere traumatica in quanto mi avrebbe sicuramente riportato ai ricordi di quel terribile giorno in sala operatoria.

Anche il fatto di valutare un parto naturale dopo il cesareo mi terrorizzava, in quanto ogni dolorino fisiologico mi avrebbe fatto cadere nella paura di complicazioni non riconosciute, come appunto è avvenuto durante la nascita del mio dolce Moreno.

Accanto alle paure ho però anche sperato, senza cercarlo direttamente, di ritrovarmi nella paurosa ma meravigliosa situazione della gravidanza post lutto perinatale.

Tuttavia, dopo tanti anni non è nato nessun bambino arcobaleno nella nostra famiglia e mi sento ormai temporalmente troppo lontana dal pensiero di un'altra nascita. Oggi le paure hanno coperto totalmente la mia possibilità di rinascita, il timore che qualcosa possa di nuovo andare storto e i nuovi problemi di diastasi addominale sorti dopo quel terribile parto cesareo. Così accetto questa situazione con la coscienza di chi sa di avere due figli, ora e per sempre, uno in terra e uno in cielo.

LUI VIVE NELLE TUE PAROLE

Mi piace parlare di Moreno, anche se purtroppo non posso dir molto di lui. Aveva i capelli lunghi almeno 1 cm, ricci, di quei ricciolini morbidi appena accennati, scuri come prometteva la mia aspettativa e il nome scelto.

Lo immaginavo moro, con gli occhi verdi come i miei, ma non saprò mai se realmente i suoi occhietti avevano questo mio colore. Aveva un nasino all'insù delicato proprio come quello della sua sorellina. La sua fronte era alta e spaziosa, il suo fisico perfetto come quello di ogni bambino pronto per una nuova vita. Pesava 3 Kg ed era meraviglioso, bellissimo, era pura natura.

Adoro parlare di lui, ma lo faccio raramente perché è doloroso per me e spesso è imbarazzante per gli altri.

Una cosa che facciamo io e il mio compagno è raccontare che lui c'è stato, è esistito. Logicamente il discorso si sposta poi sul perché non si trova accanto a noi in vita e trovo utilissimo anche raccontare questa parte della sua storia, seppure sia difficile e pesante farlo.

Lo trovo utilissimo però, per lo stesso motivo per il quale ho deciso di scrivere queste parole sulla carta e dedicarle a chiunque voglia capire e sapere.

Ogni situazione che porta alla morte perinatale e postnatale è diversa e unica, seppure possa essere molto simile ad altre. Ma riconoscere alcune dinamiche conferisce un vantaggio che, forse nel mio caso, mi avrebbe fatto avere un occhio più attento per capire che dovevo far valere le nostre preoccupazioni e il mio dolore fisico anormale, seppure loro lo definissero normale. E ora avremmo qui nostro figlio con noi.

Ogni storia va considerata per quel che è, ossia un evento soggettivo unico, ma la conoscenza è sempre qualcosa da aggiungere al proprio bagaglio.

Parlate dei vostri bambini, anche se la malinconia nei vostri occhi scatena un grande imbarazzo nei vostri ascoltatori.

Parlate della vostra storia, anche se il dispiacere e la paura si fanno vivi in chi ascolta, perché potrebbe essere utile ai prossimi genitori per non trascurare e prendere sotto gamba sintomi e situazioni pericolose.

Il vostro bimbo vive nelle vostre parole, nei vostri pensieri e nella sua storia.
Il vostro bambino vive nel vostro cuore, ora e per sempre.

Un sincero abbraccio a ogni mamma e papà speciale.

Federica

www.ingramcontent.com/pod-product-compliance
Lightning Source LLC
Chambersburg PA
CBHW051909250726
48659CB00002B/563

www.ingramcontent.com/pod-product-compliance
Lightning Source LLC
Chambersburg PA
CBHW051911250726
48659CB00002B/597